D'' H. BUSQUET

LAURÉAT DE LA FACULTÉ DES SCIENCES
DE TOULOUSE
LAURÉAT DE LA FACULTÉ DE MÉDECINE
DE TOULOUSE
INTERNE A L'ASILE DE CONVALESCENCE
DES HÔPITAUX DE PARIS

LE

TREMBLEMENT PHYSIOLOGIQUE

PARIS

Jules ROUSSET

1, RUE CASIMIR-DELAVIGNE
ET 12, RUE MONSIEUR-LE-PRINCE
(anciennement 36, rue Serpente)

—

1904

Dᵣ H. BUSQUET

LAURÉAT DE LA FACULTÉ DES SCIENCES
DE TOULOUSE
LAURÉAT DE LA FACULTÉ DE MÉDECINE
DE TOULOUSE
INTERNE A L'ASILE DE CONVALESCENCE
DES HÔPITAUX DE PARIS

LE

TREMBLEMENT PHYSIOLOGIQUE

PARIS

Jules ROUSSET

1, RUE CASIMIR-DELAVIGNE
ET 12, RUE MONSIEUR-LE-PRINCE
(anciennement 86. rue Serpente)

1904

A MES MAITRES

A MES PARENTS

A MES AMIS

A MONSIEUR LE DOCTEUR MOSSÉ

PROFESSEUR DE CLINIQUE MÉDICALE A LA FACULTÉ DE TOULOUSE

TÉMOIGNAGE D'UNE INALTERABLE RECONNAISSANCE

A MONSIEUR LE DOCTEUR BLOCH

MÉDECIN EN CHEF DE L'ASILE NATIONAL DE VINCENNES

VICE-PRÉSIDENT DE LA SOCIÉTÉ DE BIOLOGIE

CHEVALIER DE LA LÉGION D'HONNEUR

A MON PRÉSIDENT DE THÈSE

MONSIEUR LE PROFESSEUR LANNELONGUE

MEMBRE DE L'INSTITUT

MEMBRE DE L'ACADEMIE DE MÉDECINE

COMMANDEUR DE LA LÉGION D'HONNEUR

INTRODUCTION.

———

Lors de notre arrivée comme interne à l'asile de Vincennes, M. A. M. Bloch, médecin en chef de notre service,
poursuivait une étude comparative des divers tremblements. Il avait imaginé dans ce but un procédé d'inscription très simple et en même temps éminemment
supérieur aux méthodes anciennes. Il voulut bien
alors se dessaisir en notre faveur de son sujet et nous
permettre de continuer ses expériences. Nous parcou-
rûmes à ce moment les travaux déjà parus sur la question et dans le cours de nos lectures, nous fûmes frap-
pés de l'insuffisance de la littérature médicale relative à
un tremblement particulier, le tremblement physiolo-

gique. Dès lors, celui-ci devint l'objet de nos recherches et, avec le secours des conseils précieux et des critiques avisées de M. Bloch, nous avons élaboré cette contribution à l'étude du phénomène.

HISTORIQUE DE LA QUESTION.

Comme notre travail a pour but l'étude du tremblement physiologique et en même temps la description d'un appareil nouveau pour enregistrer tous les tremblements, nous allons passer en revue, relativement à ces deux questions, les travaux de nos devanciers.

Dès la plus haute antiquité, le tremblement pathologique avait attiré l'attention des médecins : le tremblement physiologique au contraire passa longtemps inaperçu. En 1860, Barthez considérait toute oscillation dans la recherche d'une position d'équilibre comme un phénomène morbide. La perte de « la force de situation fixe » à quelque degré qu'elle existât était un fait pathologique. L' « astasie musculaire », l' « amyostasie » de l'homme sain n'avaient pas attiré son attention.

En 1872, Fernet écrit sur les tremblements sa thèse d'agrégation ; mais l'expression tremblement physiologique ne s'y
trouve point. Néanmoins, l'auteur donne incidemment une
sommaire description du phénomène et des conditions de
son apparition. Il considère le membre supérieur dans quatre
situations différentes : 1° dans le repos complet lorsqu'il est
étendu sur un plan résistant ; 2° dans l'attitude fixe ; 3° en
état de contraction faible, comme celle qui est nécessaire
pour appuyer légèrement sur le bouton d'un tambour de
Marey ; 4° en état de contraction violente comme dans la
flexion énergique de l'avant-bras sur le bras par l'action du
biceps et des muscles synergiques. Dans les deux premiers
cas envisagés, le graphique était constitué par une ligne
droite ; pendant la pression sur le bouton du tambour, il se
produisait des oscillations très faibles et visibles seulement à la
loupe. Dans la contraction violente, le tracé était constitué par
des ondulations assez marquées. Les sinuosités du graphique
n'étaient autre chose que l'inscription du tremblement physiologique. Fernet a donc très bien observé le phénomène
dans deux des conditions de son apparition.

Dans la thèse soutenue par Valenzuela en 1879, l'expression de tremblement physiologique semble avoir été
écrite pour la première fois. L'auteur en donne d'ailleurs une
définition très incomplète :« c'est celui qui n'accompagne, ni
ne précède aucune maladie et ne produit aucun trouble dans
la santé ; le tremblement est des plus vulgaires et ses causes
sont l'action du froid ou une influence morale. »

En 1880, Boudet de Paris constate l'apparition d'oscillations,
très marquées par la flexion brusque de l'avant bras sur le
bras, lors qu'un lien élastique fixé préalablement au poignet

exerce sur lui des tractions dirigées dans le sens de l'extension. Le phénomène observé par cet expérimentateur n'était qu'une variété de tremblement physiologique.

Jaubert, la même année que Boudet de Paris, Gougelet en 1883, Breillot en 1884 écrivent sur les tremblements leur thèse de doctorat et ne nous apprennent rien de nouveau sur le phénomène que nous étudions. Ils l'appellent indifféremment « physiologique » et « idiopathique » créant ainsi une fâcheuse confusion avec la névrose trémulante ou tremblement essentiel. Ils le considèrent comme une manifestation très éphémère à la suite du froid, des émotions, de la convalescence ou des anémies.

La même année que Breillot, Picot dans le Dictionnaire de Jaccoud répète les caractères déjà énoncés par ses devanciers et ajoute à ceux-ci la plus grande intensité du tremblement chez la femme, les enfants, les vieillards, et l'influence de la volonté agissant tantôt dans le sens de l'inhibition, tantôt dans celui de l'exagération.

Le professeur Pitres, dont l'opinion est rapportée par M. Achard dans le traité de médecine de Brouardel et Gilbert, considère le tremblement comme un phénomène relativement rare : il n'existerait que chez 40 % de sujets considérés. De plus, tous les segments du corps humain ne seraient pas affectés : il se localiserait surtout aux paupières, aux mains et à la langue. C'est un tremblement vibratoire léger, composé de 7 oscillations par seconde. M. Achard dans l'ouvrage précédemment cité, caractérise par ces quelques mots le phénomène : « un certain nombre de sujets indemnes d'affections susceptibles de s'accompagner du symptôme tremblement, tremblent cependant en leur état parfaitement normal ».

Il ne confond pas comme Picot le tremblement physiologique et les tremblements « passagers » dûs à l'émotion, à la fatigue au froid. Nous arrivons avec cet auteur à une conception du tremblement physiologique très voisine de la nôtre.

Les observateurs précédemment cités ont effectué leurs recherches avec divers instruments ; nous allons les passer en revue pour les mettre en parallèle avec l'appareil utilisé par nous.

Dans le commencement du siècle, les médecins n'avaient pas d'autre ressource pour enregistrer un tremblement que deifaire écrire le patient.

En 1868, Marey dans son traité « du mouvement dans les fonctions de la vie » décrivit des appareils susceptibles d'être utilisés à l'inscription des tremblements. Ce sont les tambours dont après lui la plupart des expérimentateurs firent usage.

En 1870, Lorain obtint avec le myographe le tracé de quelques tremblements pathologiques : c'est là un appareil très connu et nous n'insisterons pas sur sa description.

Fernet, deux ans plus tard, employa les procédés d'inscription beaucoup plus perfectionnés. Son instrument se compose d'un tambour à réaction dont la paroi mobile porte à son centre une tige métallique taraudée. L'appareil est tenu à la main par le malade à l'aide d'un manche en métal.

Pendant le tremblement les oscillations de la main sont transmises à un tambour enregistreur par l'intermédiaire d'un tube de caoutchouc adapté au tambour à réaction.

Le style du tambour enregistreur se meut devant un cylindre noirci. La tige peut recevoir des poids plus ou moins lourds ; on obtient ainsi des pressions équilibrant celles de la membrane de caoutchouc.

L'appareil employé vers 1880 par Boudet de Paris et antérieurement décrit par Rosapelly ne nous arrêtera pas longtemps : il avait, en effet, le grand inconvénient d'enregistrer le nombre des vibrations, mais de ne pas rendre compte de de leur amplitude.

M. Pierre Marie, dans sa thèse d'agrégation présentée en 1883, utilise pour l'étude de tremblement basedowien deux sortes de dispositifs, d'abord le tambour à réaction de Marey et ensuite une poire en caoutchouc sur laquelle le patient appuyait ses doigts, en ayant soin de ne pas trop la comprimer.

En 1884, Morselli emploie le dynamographe. L'appareil se compose d'un dynamomètre muni d'un levier et d'un crayon se déplaçant sur une feuille de papier. Le malade pressait sur l'instrument et essayait de rester dans une position fixe. Les oscillations de sa main se transmettaient au crayon et s'inscrivaient sur le cylindre.

En 1886, Fubini dans un article intitulé « Nuovo metodo per scrivere il tremore » décrivit un nouvel instrument analogue à l'hydrosphygmographe de Mosso ; le trembleur plongeait son bras dans le récipient mis en communication avec un tambour de Marey.

Dutil, en 1891, perfectionne le dispositif déjà employé par Fernet. Le tambour à réaction, au lieu d'être tenu simplement à la main par le malade, est monté sur une plaque métallique que l'on fixe solidement à la surface dont on veut enregistrer les oscillations ; au centre de la paroi mobile du tambour est' vissée |une petite masse de poids aussi faible que possible. Cet appareil a sur les autres l'avantage de pouvoir être appliqué au sommet de la tête, au bras, à la main étendue dans l'attitude du serment ou placée sur une table, à la face antérieure du membre inférieur. On inscrit parallèlement les secousses d'un métronome ou les vibrations d'un diapason au moyen du signal de Desprez.

L'instrument décrit en 1895 par le Filliâtre permet également d'enregistrer les oscillations d'une région quelconque. L'appareil chargé de les transmettre au tambour enregistreur est un tambour à réaction : celui-ci est en rapport avec un levier mis en mouvement par un fil de soie fixé à une région quelconque du corps à l'aide d'un hameçon spécial.

La technique s'est encore perfectionnée de nos jours grâce à la méthode photographique. On adapte au segment du membre dont on veut enregistrer le tremblement une lampe électrique du type Edison de 3 à 4 volts, très petite de façon à ce que sa lumière soit punctiforme. Tous les déplacements verticaux et transversaux du point lumineux se manifestent sur la plaque ou le papier sensible sous forme d'une ligne continue,

En 1899, Sommer (de Giessen) publie dans la Revue polytechnique médicale un appareil permettant aussi d'inscrire les mouvements du doigt et de la main dans les trois positions de l'espace. Les doigts reposent sur un plateau capable d'actionner trois leviers différents ; chacun d'eux correspond à un des trois plans principaux et ils permettent d'enregistrer isolément les mouvements s'effectuant de haut en bas, d'avant en arrière, de droite à gauche. Cet instrument donne des graphiques très nets avec les tremblements morbides, mais à peine marqués avec le tremblement physiologique.

De ce coup d'œil jeté sur les moyens d'exploration em-

ployés et sur les résultats obtenus par nos devanciers, il
résulte que la question était encore peu connue et peu
étudiée.

Nous laissons momentanément de côté les faits inexacts
que nous avons relevés dans nos lectures : nous en démon-
trerons la fausseté au cours de ce travail. Les seuls détails
dignes d'être retenus sont l'apparition du tremblement dans
la contraction musculaire faible ou violente, son exagération
passagère par le froid, la fatigue et les émotions, sa vitesse
de 7 oscillations par seconde. Quant aux instruments em-
ployés, ils sont excellents pour l'inscription des tremblements
morbides, mais ils ne traduisent les oscillations physiologiques qu'avec une amplitude notoirement insuffisante :
aussi la difficulté d'interprétation des graphiques explique-t-
elle le peu de travaux parus sur la question. Munis d'un
appareil plus commode nous avons repris cette étude singulièrement facilitée par la netteté des tracés obtenus.

DÉFINITION DU TREMBLEMENT
PHYSIOLOGIQUE

———

Sous le nom de tremblement on désigne des oscillations
rythmées rapides et généralement de faible amplitude que
peuvent décrire les divers segments de notre corps sous l'influence de contractions involontaires et répétées des muscles.
Cette définition élimine les convulsions qui sont des secousses
brusques et non des oscillations rythmées, les mouvements
choréiformes qui ne sont pas rythmiques et qui ont une
forte amplitude, les contractions fibrillaires qui n'entraînent
point le déplacement d'une partie du corps et sont de simples
ondulations musculaires. Ce premier terme défini, il reste à
dire quel sens nous attachons à l'épithète « physiologique »
et à déterminer le phénomène que nous désignons par l'as-
sociation de ces deux mots.

Comme l'expression l'indique, il s'agit d'un tremblement normal existant indépendamment de tout état morbide. Cette définition exclut déjà les oscillations qui sont le symptôme d'une maladie, comme celles de la sclérose en plaques, de la paralysie générale ou de maladie de Parkinson. Elle n'est cependant pas bonne, car elle ne réalise pas ces deux conditions de la logique scholastique : *convenire omni definito et soli definito.*

En effet, en dehors des tremblements symptomatiques d'une maladie, on peut en observer chez l'homme sain, ou plutôt chez des sujets dont ils constituent à eux seuls toute la maladie : ce sont le tremblement essentiel et le tremblement héréditaire. Ces deux états dont la dualité a été fortement contestée et qu'on appelle la névrose trémulante sont à proprement parler une maladie et ne sauraient être considérés comme des phénomènes physiologiques. Tout au plus pourrait-on les envisager comme une exagération du tremblement normal sous l'influence de l'âge ou de l'hérédité nerveuse ; mais ils ne sauraient pas plus s'identifier avec lui que la polyurie essentielle ne se confond avec la secrétion normale du rein.

Le tremblement physiologique est donc défini par ces deux particularités de ne pas être un symptôme morbide et de ne pas constituer un état pathologique essentiel. Cette énonciation de caractères négatifs ne fournit pas une idée nette du phénomène ; mais momentanément nous ne pouvons pas donner, sans empiéter sur les chapitres suivants, une définition plus précise. Celle-ci suffira provisoirement pour permettre au lecteur d'éliminer mentalement tous les tremblements qui ne rentrent pas dans le cadre de notre sujet.

DESCRIPTION DU DISPOSITIF
EXPÉRIMENTAL.

———

L'instrument qui nous a servi dans nos expériences et dont M. Bloch a eu l'ingénieuse idée se compose de trois parties : un appareil d'amplification, du tremblement, un diapason pour marquer le temps, un cylindre enregistreur.

L'appareil d'amplification est constitué par une tige mesurant 90 centimètres et mobile sur un pivot implanté à 10 centimètres de l'une des extrémités. Elle se trouve ainsi divisée en deux portions très inégales, une première mesurant un décimètre et une seconde d'une longueur 8 fois plus grande. Grâce à quelques artifices, la région dont on veut étudier le tremblement est fixé au petit bras de levier que nous appellerons la poignée. Celle-ci transmet ses oscillations à l'autre segment de la tige qui les amplifie considérablement et les inscrit sur le cylindre enregistreur par l'intermédiaire d'un style.

Le diapason se compose simplement d'une tige d'acier, saisie dans un mors qui limite la longueur de la partie vibrante. Celle-ci a été calculée pour que l'appareil décrive 10 oscillations doubles par seconde. Le tracé du temps se marque au dessous des ondulations correspondant au tremblement.

Notre dispositif expérimental semble être, à première vue, passible d'un grave reproche : la tige amplificatrice ne vibre-t-elle pas pour son propre compte ? Certaines oscillations du tracé, loin d'être dues au tremblement, ne sont-elles pas produites par l'imperfection de l'appareil ? Grâce à un dispositif très simple, cette cause d'erreur peut être évitée : il suffit d'entourer l'extrémité de la tige avec un ruban de laine et de fixer très lâchement les bouts de celui-ci à deux poteaux verticaux placés de chaque côté de l'instrument. Par le simple contact de ce lien flottant, les oscillations propres à la tige sont abolies, de même que le contact d'un corps étranger amortit les vibrations d'un diapason. Nous avons eu d'ailleurs la vérification expérimentale de cette assertion : Fixons la tige au pendule d'un métronome. Celui-ci est animé d'oscillations toujours comparables à elles-mêmes comme vitesse et comme amplitude. La tige, mue par un pareil instrument, doit, si elle ne vibre pas pour son propre compte, donner un graphique composé d'ondulations identiques entre elles. Le tracé, en effet, confirma nos prévisions : il était formé d'oscillations de même valeur. Dès lors l'appareil était vérifié et son fonctionnement ne nous exposait à aucune cause d'erreur.

On pourrait lui reprocher encore de n'inscrire que les oscillations verticales et ne pas rendre compte des tremblements
dans les autres plans de l'espace. Cette imperfection à vrai
dire n'est pas grave et il suffit pour s'en convaincre, d'examiner les tracés publiés par Sommer. Les 3 graphiques se
ressemblent sensiblement et, comme les oscillations verticales sont les plus marquées, nous sommes déjà sûrs d'avoir
la représentation de la partie la plus intéressante du phénomène. D'ailleurs, à vrai dire, nos tracés n'inscrivent pas
seulement le tremblement dans le plan vertical : les oscillations antéro-postérieures et horizontales présentent presque
toujours une plus ou moins grande obliquité en haut ou en
bas, et de ce fait, elles mettent la tige en mouvement et
s'inscrivent sur le cylindre.

Après cette réfutation des critiques possibles, il suffit de
considérer les graphiques obtenus pour saisir l'incontestable
supériorité de notre méthode sur les procédés anciens. En
effet, notre levier actionné par le tremblement possède une
longueur considérable et là réside toute sa valeur. L'absence
d'appareil multiplicateur dans les dispositifs de Fernet ou de
Fubini, sa brièveté par trop grande dans ceux de Filliatre ou
Sommer expliquent l'insuffisance de leurs appareils appliqués
à l'étude du tremblement physiologique. Le phénomène est
presque microscopique : il fallait suffisamment l'amplifier
pour en faire une étude facile.

CONSIDÉRATIONS GÉNÉRALES
SUR LE TREMBLEMENT PHYSIOLOGIQUE

———

Nous désirons étudier dans ce chapitre les conditions de son existence, sa fréquence chez les divers sujets, sa vitesse et son amplitude.

Ce tremblement n'existe pas au repos. Supposons en effet, la main et l'avant-bras appuyés sur une table ; aucune oscillation ne se manifestera. Deux conditions dont chacune est à elle seule suffisante sont nécessaires à sa production : 1° la recherche volontaire ou instinctive d'une position d'équilibre ; 2° une contraction musculaire puissante, si la région est soutenue par un plan résistant. La fermeture brusque et énergique du poing par exemple, fait naître un tremblement très marqué dans tout le membre supérieur ; de même dans l'attitude dite du bras tendu, le bout des doigts décrit une série

d'oscillations. Pendant les mouvements lents, le tremblement s'atténue; dans les rapides il disparait. Pour le prouver,
il suffit de modifier légèrement le dispositif expérimental précédemment décrit. Le style sera placé au bout du petit bras
de levier et le sujet saisira la longue portion de la tige par
l'extrémité opposée au pivot. Dans la recherche d'une position d'équilibre quelconque, le tracé est légèrement sinueux.
Faisons au contraire décrire à notre main par abaissement ou
élévation de la tige une trajectoire de 70 ou 80 centimètres:
dans les mouvements lents, le graphique est légèrement
ondulé et rectiligne dans les mouvements rapides. Le tremblement physiologique n'est pas intentionnel comme celui
de la sclérose en plaques; pareil en cela à celui de la maladie
de Parkinson, il disparaît pendant un déplacement effectué
avec une certaine énergie. Donc, si nous résumons les conditions d'existence du tremblement physiologique, nous constatons son absence au repos, son atténuation ou sa dispari-
tion par les mouvements, son existence dans la recherche
d'une position d'équilibre et dans la contraction violente d'un
membre appuyé. Ces constatations suggèrent immédiatement
la réflexion suivante: pourquoi, un effort très léger, comme
celui qui consiste à tenir le bras tendu, par exemple, suffit-il
à faire naître des oscillations, et pourquoi, lorsque la région
est soutenue, faut-il pour les produire une contraction énergique? En réalité, nous pensons que dans cette dernière position, un tremblement tendrait aussi à se manifester même
avec un effort minime; mais il est annihilé par plusieurs causes
destructives: force d'inertie du membre que des secousses
trop faibles ne peuvent pas ébranler, résistance du support
qui s'oppose aux oscillations verticales, frottements du plan

résistant qui détruisent les oscillations antéro-postérieures et latérales.

Dans chacune des deux conditions énoncées plus haut, le tremblement se montre d'une façon constante. Cette affirmation est en contradiction avec les idées courantes, d'après lesquelles il n'existerait que chez une faible minorité de sujets : Pitres signale une proportion de 40°/°. Il faut chercher dans l'imperfection des instruments appliqués à l'étude du du phénomène, l'explication de ces erreurs. Ces appareils, en effet, étaient incapables d'enregistrer des trémulations très fines, et celles-ci passaient inaperçues. La tige de M. Bloch, au contraire, augmente les dimensions du tremblement dans la proportion de 8/1 : les oscillations d'amplitude inférieure à 3/10 de millimètre s'incrivent sur nos graphiques avec une hauteur de 2 millimètres. Cette supériorité de l'instrument nous a permis de déceler des tremblements inobservés par nos devanciers et nous nous croyons en droit de conclure à l'existence du phénomène chez tous les sujets.

Relativement à la vitesse du tremblement physiologique, nos recherches ont corroboré les travaux antérieurs : elle varie entre 4 et 8 oscillations par seconde. Elle est donc sensiblement analogue à celle des divers tremblements pathologiques. Dans l'alcoolisme aigu et chronique, la paralysie la sclérose en plaques, l'hydrargyrisme, l'hystérie, (tremblement moyen et lent), dans les névroses trémulantes (tremblement héréditaire et tremblement sénile), les auteurs ont signalé de 5 à 8 oscillations par seconde. Le tremblement physiologique est au contraire plus lent que celui de la maladie de Basedow, que le tremblement hystérique vibratoire, que celui de l'intoxication caféinique : ces derniers compren-

nent de 8 à 9 oscillations par seconde. La vitesse du tremblement chez le même individu et pour une même région est
sensiblement uniforme. On trouve, il est vrai, de temps en
temps une très légère différence, une oscillation de plus ou
de moins par seconde. Mais ces divergences tiennent fort
probablement à des inévitables imperfections de technique
plutôt qu'à une accélération ou à un ralentissement réels.

Cette uniformité de la vitesse contraste singulièrement avec
l'irrégularité énorme de l'amplitude. Les oscillations sont
rarement comparables entre elles. A côté d'ondulations à
peine marquées, on en trouve d'immenses et l'ensemble
constitue un tremblement très ataxique. Nous notons la
même irrégularité dans les divers éléments constitutifs de
l'oscillation, les lignes d'ascension et de descente, sont tantôt très obliques, tantôt presque verticales ; le fastigium est
angulaire ou arrondi. L'ascension et la descente ne présentent pas davantage la moindre fixité dans leur longueur relative. Suivant l'ondulation considérée, la première est plus
courte que la seconde ou réciproquement. Enfin, on trouve
très souvent sur l'une des deux lignes, une petite oscillation
supplémentaire, sorte de trémulation parasite qui se greffe
sur le tremblement principal.

Nous pouvons donc résumer les caractères généraux du
phénomène dans les propositions suivantes : chez tous les
individus, il se produit, pendant la recherche d'une position
d'équilibre et pendant un effort violent survenant dans une
attitude quelconque de la région, un tremblement vibratoire
uniforme dans sa vitesse et très irrégulier comme amplitude.

COMPARAISON DES TREMBLEMENTS DES DIVERSES RÉGIONS DU CORPS HUMAIN.

———

Jusqu'ici nous avons seulement étudié les caractères généraux du tremblement. Mais ceux-ci sont très variables, suivant la région du corps considérée et suivant l'attitude. Nous allons examiner les particularités de chacun d'eux.

Afin de pouvoir établir des termes de comparaison, il convient d'énoncer leurs caractères par rapport à l'un d'eux, d'intensité et d'amplitude moyenne. Le tremblement du membre supérieur dans l'attitude du serment, peut être choisi comme le tremblement étalon auquel seront ramenés tous les autres. Il importe donc, d'en avoir présenté à l'esprit la représentation graphique, pour comprendre les termes comparatifs que nous emploierons.

Nous avons inscrit tout d'abord, les oscillations latérales et antéro-postérieures du sujet dans la station debout et les pieds joints. A cet effet, une ceinture reliée à la poignée avait été placée comme une couronne autour du front. Ce tracé présente une vitesse et une amplitude un peu inférieures à la moyenne. Comme l'indique le pneumographe, chez quelques sujets, le graphique reproduit les mouvements respiratoires : le style, en effet, se déplace suivant un trajet sinueux dont les lignes d'ascension et de descente contiennent environ 20 oscillations du tremblement. Elles sont, par rapport au tracé de celui-ci, l'homologue des oscillations de Traube-Héring par rapport au graphique du pouls.

Pour enregistrer le tremblement de la tête toute seule, celle-ci doit être entourée d'une ceinture placée suivant son diamètre occipito-frontal. Le sujet est assis sur une chaise, le tronc solidement fixé au dossier. Le graphique présente les mêmes caractères que le précédent, mais son amplitude est un peu moindre.

Nous avons pris aussi le tremblement des mâchoires : la poignée était serrée entre les dents et l'effort nécessaire pour la maintenir produisait des oscillations très amples et très rapides. Pour bien l'enregistrer, il faut mettre le cylindre à la moyenne vitesse : on peut compter 8 oscillations environ par seconde (*fig.* 6).

Le tremblement du membre supérieur a été étudié dans son ensemble (*fig.* 7) et segment par segment. Pour le bras, nous mettions l'article en position horizontale, l'avant-bras et la main très fortement fléchis sur lui ; son extrémité distale était fixée à la poignée. Pour l'avant-bras, nous soutenions le bras grâce à un appui placé un peu au-dessus de l'articulation du coude, et l'avant-bras placé horizontalement était attaché par son extrémité inférieure à la poignée de la tige. Le tremblement, étudié dans la pronation et la supination, se compose pour chacun des segments de 5 à 6 oscillations par seconde. L'amplitude moyenne pour le bras, faible pour l'avant-bras, n'est pour la main qu'une trémulation très légère.

Dans l'enregistrement des tremblements du tronc, le patient était assis sur un tabouret, la base du cou attachée à la tige. Quatre positions différentes ont été étudiées : les inclinaisons latérales droite et gauche, l'inclinaison antérieure et l'inclinaison postérieure. Le rythme du tremblement est lent ; on compte 3 à 4 oscillations par seconde. L'amplitude, très faible dans les positions voisines de la verticale, augmente progressivement, à mesure que l'angle formé par l'axe du corps avec l'horizontale devient plus petit (*fig*.5).

Nous ne dirons rien de la technique expérimentale relative au membre inférieur: nous avons opéré suivant la même méthode que pour le membre supérieur. Il convient de noter cependant que le tremblement du pied a été pris dans la station assise, le talon appuyé par terre, la plante élevée au-dessus du sol et regardant en bas et en avant, la jambe fléchie sur la cuisse à angle droit. D'une manière générale, le tremblement du membre inférieur a un rythme lent, de 3 à 5 oscillations par seconde. Son amplitude, faible pour le pied, est plus marquée pour la cuisse et devient considérable pour la jambe et pour le membre tout entier étendu horizontalement (*fig*. 4).

Il nous reste à décrire une position particulière, capable d'engendrer un tremblement intéressant. Le sujet est assis sur le bord d'un tabouret, de façon à ce que la racine de sa cuisse ne prenne sur lui aucun appui ; la jambe est fléchie à angle droit sur cette dernière, et le pied repose sur le sol par sa pointe. Dans cette position, il peut survenir un tremblement incoercible et très marqué. Il possède une vitesse moyenne et une très forte amplitude.

Après avoir étudié le phénomène dans les diverses régions de notre corps et dans les positions les plus intéressantes, nous pouvons comme conclusion de ce chapitre, classer les tremblements par ordre de vitesse et d'amplitude. Le plus rapide est celui des mâchoires (7 à 8 oscillations par seconde). Puis viennent ceux du membre supérieur (5 à 7 oscillations). Ceux de la tête, du membre inférieur et du tronc sont les plus lents (3 à 5 oscillations). Les plus amples sont celui du membre inférieur tout entier et celui de la jambe toute seule. En procédant par ordre décroissant, il convient de citer ensuite, celui des mâchoires, de la cuisse, du membre supérieur dans l'attitude du serment, ceux du bras, du corps en station verticale, du tronc légèrement incliné, du pied, de la tête, de l'avant-bras et de la main. Cet ordre n'a rien d'absolu, mais il convient à la pluralité des cas.

On constate donc dans cet exposé, une différence assez notable dans le tremblement des diverses régions et l'on ne saisit pas facilement les causes de ces dissemblances. La longueur du segment considéré n'exerce aucune influence sur le phénomène. Deux régions à peu près également longues ont des tremblements d'inégale amplitude : il suffit de comparer les graphiques de la cuisse et de la jambe, du bras et l'avant-bras. Le poids de la partie qui oscille ne semble pas être davantage un facteur de ces différences ; tel segment

plus lourd que tel autre présente suivant le cas un tremblement plus ample ou moins marqué : celui de la cuisse plus
lourde que la jambe se compose d'oscillations moins hautes,
celui de la jambe plus lourde que la main est constitué par
des oscillations plus élevées. La puissance des masses musculaires n'explique pas davantage ces dissemblances : l'avant-
bras dont les muscles sont moins énergiques que ceux de
la cuisse, est animé d'oscillations plus tenues ; les masséters
moins puissants que les muscles du tronc donnent au contraire naissance à un tremblement plus accentué.

Par conséquent, nous constatons dans chaque segment de
notre corps, l'existence d'un tremblement spécifique, dont la
différence avec celui des régions voisines tient à des facteurs
inconnus.

INFLUENCE DES AGENTS
PHYSICO-CHIMIQUES

———

Parmi les agents physiques, un seul mérite une étude particulière : c'est le froid. Nous avons recherché son action par la réfrigération partielle et très limitée, par la réfrigération partielle et très étendue, enfin par la réfrigération totale. Dans le premier cas, aucune modification n'a été remarquée, même par l'usage de liquides très réfrigérants comme l'éther ou le chlorure d'éthyle. Dans les deux autres conditions, le sujet se met à frissonner et l'amplitude du tremblement devient plus considérable, la vitesse reste à peu près identique à ce qu'elle était avant le refroidissement (*fig.* 16 et 17).

L'influence excitante ou dépressive de quelques médicaments sur le système musculaire ou nerveux, l'apparition de tremblements toxiques très intenses par l'usage immodéré de certaines substances semblaient légitimer la recherche de leur action sur le tremblement physiologique, lorsqu'on les administrait à des doses thérapeutiques.

Une injection sous-cutanée d'un milligramme de strychnine essayée sur quatre sujets n'a pas paru donner de résultats appréciables.

La caféine a été absorbée à la dose quotidienne de un gramme par 10 individus. Le graphique était enregistré 2 heures après l'administration. Les résultats furent très inconstants : chez 6 sujets cette substance produisit une accélération de 1 oscillation par seconde, chez les 4 autres, la vitesse resta stationnaire. Quant à l'amplitude, elle n'avait changé dans aucun cas.

Trois sujets atteints d'épistaxis ont pris chacun 2 grammes d'ergotine Bonjean : ce médicament n'a pas produit de modification notable.

Le bromure de potassium a été expérimenté à la dose de 4 grammes par jour chez 5 individus : dans tous les cas, une accélération de 1 oscillation par seconde et une très faible augmentation de l'amplitude se sont manifestées.

Nous avons essayé l'action de l'arsenic, car quelques neurologistes lui ont attribué une action bienfaisante sur les tremblements pathologiques ; des doses quotidiennes de cinq milligrammes d'arséniate de soude, même longtemps prolongées, n'ont pas donné de résultats.

Le tremblement hydrargyrique nous avait suggéré l'idée de quelque modification possible par l'usage modéré et peu prolongé du mercure. Chez trois sujets syphilitiques, un centigramme de biiodure administré par la bouche pendant 8 jours consécutifs n'a pas modifié les tracés.

En résumé, tous ces agents médicamenteux ne présentent pas d'influence bien nette. Peut-être pour avoir des résultats plus complets faudrait-il employer des doses très fortes. Malgré tout l'intérêt que présenteraient ces expériences, nous ne nous sommes pas crus autorisés à exposer les patients à des accidents fâcheux.

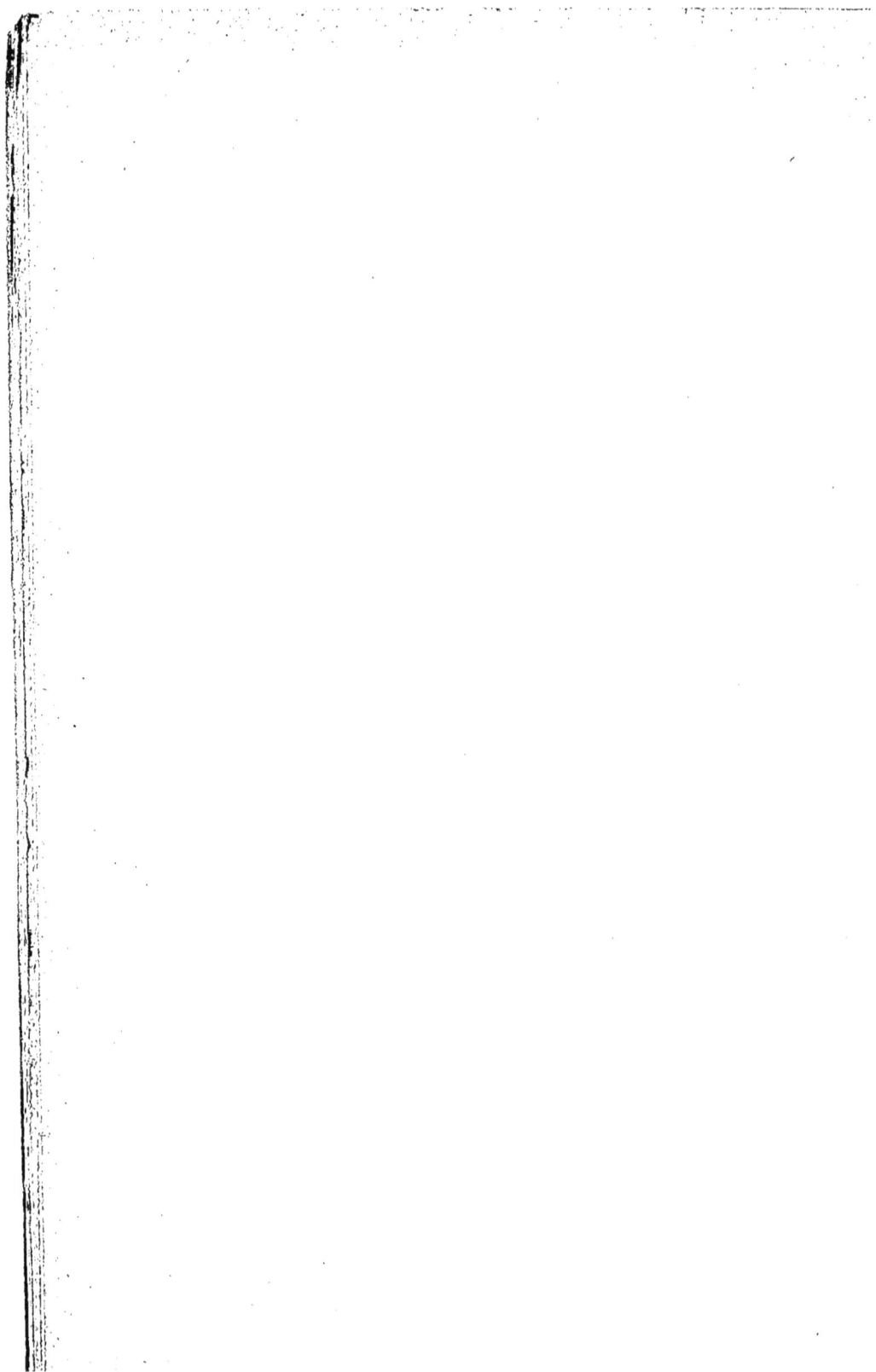

INFLUENCES PHYSIOLOGIQUES.

———

Nous nous proposons d'étudier dans ce chapitre les influences dépendant de l'organisme du sujet, c'est-à-dire, de la taille, de l'âge, du sexe, de la puissance musculaire, de l'effort, de la richesse de vascularisation.

Pour ce qui concerne les 3 premiers facteurs, taille, âge, sexe, le problème devient très ardu : dans les expériences précédentes, en effet, nous avons pu comparer le sujet à lui-même, en ne faisant varier qu'une seule condition, celle dont l'influence devait être déterminée. Désormais, il nous faudra expérimenter sur des individus différents et nous ne serons jamais sûrs que seule la cause dont nous voulons étudier les effets, entre en jeu pour modifier le tremblement. Par exemple, deux sujets présentant une inégalité dans la taille peuvent avoir en même temps des différences d'âge, de force musculaire, d'émotivité et nous ne savons auquel de ces facteurs est due la dissemblance des tracés. La difficulté a été en partie éludée par la comparaison d'individus présentant entre eux la plus grande similitude sauf sur la condition étudiée, mais ces expériences n'ont évidemment pas la même rigueur que les précédentes.

Les variations du tremblement ne semblent pas être en rapport avec les différences dans la taille : des tremblements rapides ou lents, amples ou peu marqués apparaissent indifféremment chez les grands et chez les petits. La hauteur des oscillations semblerait pourtant devoir être unie très étroitement à la longueur du levier qui oscille. Nos recherches portant sur plus de 200 individus, ne nous ont pas décelé la moindre corrélation entre ces deux faits. Peut-être la constaterait-on néanmoins s'il était possible de se placer dans des conditions idéales d'expérience : mais l'indépendance absolue de la taille et de l'amplitude pourrait bien être réelle, car chez le même individu, nous avons déjà remarqué la non proportionnalité de l'oscillation avec la longueur du segment examiné.

L'âge ne parait pas exercer d'influence notable sur la vitesse. Les graphiques de l'enfant et ceux de l'adulte se ressemblent sensiblement. Relativement aux sujets très âgés, il est nécessaire d'établir des distinctions : il est des vieillards bien portants ; il en est d'autres qui, sans maladie caractérisée, ont un organisme délabré par l'artério-sclérose, l'athérome et par toutes les causes morbides qui ont antérieurement ébranlé leur santé ; enfin dans une troisième catégorie se rangent les individus atteints de tremblement sénile. Les premiers fournissent un graphique analogue à

celui de l'homme adulte ou de l'enfant ; le tremblement des
seconds est identique à celui des convalescents et des cachec·
tiques, c'est-à-dire formé d'oscillations très inégales, tantôt
volumineuses, tantôt très fines, mais dont l'ensemble présente néanmoins une hauteur supérieure à la normale ; celui
des derniers est un tremblement pathologique ample et régu-
lier : nous n'insisterons pas sur sa description. Par conséquent, en dehors des sujets appartenant aux deux derniers
groupes où la maladie plutôt que la vétusté modifie le phénomène, nous pouvons dire que l'âge ne suffit pas à lui seul
pour créer des variations dans l'aspect des graphiques.

Quand au sexe, il ne change pas la vitesse, mais il semble
avoir une très légère influence sur l'amplitude. Quinze
femmes ont été examinées et dix présentaient une hauteur
d'oscillation inférieure à celle de l'homme (*fig.* 18).

Relativement à la force musculaire nous avons pu nous
replacer dans de bonnes conditions d'expérience. En effet,
chez le même individu, un membre peut par suite d'une im-
mobilisation prolongée s'affaiblir considérablement et la com·
paraison de son tremblement à celui du membre opposé sain
fait constater l'influence de la force musculaire. Chez 20 sujets
examinés, nous avons noté l'absence de toute action bien
nette sur la vitesse et une augmentation considérable de
l'amplitude du côté affaibli (*fig·* 10, 11, 12, 13), Cette influence de l'asthénie musculaire explique l'apparition d'oscillations assez marquées toutes les fois qu'une maladie est
venue débiliter l'organisme. Ce fait est l'explication du tremblement de la convalescence et des cachexies. Nous avons encore recherché cette influence amplificatrice de la faiblesse,
en comparant les graphiques fournis par la main droite et la

main gauche. Mais ici la différence de puissance musculaire est probablement trop minime pour produire des variations : les graphiques ne présentaient pas de dissemblances notables.

L'influence de l'effort a été étudiée dans deux conditions : d'une part, à l'aide de poids ajoutés à la région en expérience et d'autre part, pendant une contraction musculaire brusque et prolongée, comme celle de la manœuvre de Jendrassik.

On demande au patient de fermer les mains, les doigts recourbés en crochet, l'une des faces palmaires de la main regardant vers la poitrine, l'autre regardant en avant ; puis on l'incite à chercher à séparer les doigts ainsi placés. L'effort accompli fait naître dans les membres supérieurs, un tremblement très intense. Son graphique témoigne d'une augmentation considérable de l'amplitude sans modification sensible de la vitesse (fig. 14 et 15). L'action des poids a été étudiée sur 52 individus différents et d'une façon toujours identique : la charge était fixée au poignet, le membre supérieur placé dans l'attitude du serment. De faibles poids ne produisent pas des variations notables ; ce n'est qu'avec un kilogramme chez les affaiblis et 2000 grammes chez les individus vigoureux, que le tracé change d'aspect. Son amplitude commence alors à devenir plus grande et elle va continuer à croître à mesure que la charge sera plus forte.

Mais elle est bientôt si considérable, que l'inscription devient impossible. Cette limite est atteinte avec des poids de 5.000 grammes chez les sujets chétifs et de 7 à 8 kilos chez les hommes puissamment musclés (fig. 7, 8, 9). Quant à la vitesse, elle demeure à peu près constante : elle subit seulement des variations de une oscillation par seconde en plus ou en moins.

Dans les expériences précédentes, les variations du tremblement sont examinées en fonction de la progression des
charges. Avec un même poids, des modifications identiques
se produisent en fonction de la durée de l'effort. Le tremblement reste pendant quelques secondes, semblable à luimême ; puis la hauteur des oscillations subit une augmentation croissante sans grande modification de la vitesse.

Nous avons aussi recherché l'influence de la circulation
sanguine. Comme l'anémie des convalescences amplifie le
phénomène, il était légitime d'espérer quelques modifications
du tracé par l'application sur un membre de la bande d'Esmarch. L'anémie locale était maintenue durant 15 minutes et
pendant ce temps, aucun résultat intéressant n'a pu être
constaté. Ces expériences ruinent donc la théorie qui invoque
la pauvreté de l'afflux sanguin comme cause du tremblement
(oscillations ischémiques).

Par conséquent, il existe des influences dont l'action est
nulle ou peu marquée, ce sont : la taille, l'âge, le sexe, la
pauvreté passagère de l'afflux sanguin. D'autres ont un retentissement évident sur le phénomène.

Ce sont la puissance musculaire, la fatigue et l'effort.

INFLUENCES PSYCHOLOGIQUES SUR LE
TREMBLEMENT.

—

Les philosophes ont l'habitude de considérer dans l'âme trois facultés : l'intelligence, la volonté, la sensibilité. On connaît l'influence, sur le tremblement physiologique, de cette dernière, en grande partie constituée par l'émotivité; aussi vient-il tout de suite à l'esprit l'idée de modifications possibles sous l'action des deux autres. Nous avons donc recherché les caractères du graphique pendant la mise en jeu de ces trois facultés.

L'acte intellectuel ne produit aucune variation notable de vitesse ni d'amplitude. Pour s'en convaincre, il faut prendre le tracé d'un individu dont l'esprit est au repos, puis mettre en expérience ce même sujet occupé à résoudre mentalement un problème assez compliqué. Nous avons opéré de la sorte sur trois hommes différents; le travail imposé exigeait relativement à leur degré d'instruction une somme d'attention assez considérable et malgré la justesse de la solution qui prouvait la réalité de l'effort intellectuel, le graphique n'était pas modifié.

La manifestation extérieure d'une émotion par un tremblement intense est un fait d'observation banale. Nous n'avons pas eu l'occasion de prendre de tracé dans ces conditions ; mais la simple inspection du trembleu r nous permet de conclure à une augmentation considérable de l'amplitude. D'après M. Achard, la vitesse varierait entre 7 et 12 oscillations : le rythme serait par conséquent beaucoup plus rapide que dans le tremblement physiologique simple. Les diverses émotions n'agissent pas d'une façon identique sur le phénomène. Nous avons cru remarquer que la colère et la frayeur avaient une influence très accentuée ; la joie et la douleur au contraire ont une action moins constante et plus atténuée. Il nous a même été donné de prendre le graphique de deux femmes en larmes, désolées par la mort imminente d'un de leurs proches et le tracé ne trahissait aucune exagération du tremblement normal. Cependant, les douleurs morales brusques peuvent quelquefois être accompagnées d'oscillations intenses ; mais alors l'affliction est rarement pure et se mêle à un sentiment de colère comme par exemple chez l'enfant à la fois peiné et furieux d'avoir été corrigé. De même une joie subite peut exagérer le phénomène physiologique, quand le sujet craint de laisser échapper le bonheur entrevu ou d'être le jouet d'une folle illusion.

La volonté n'a pas d'action sur le tremblement normal ; les efforts du patient pour arrêter les oscillations ne modifient ni leur rythme ni leur amplitude.

Dans l'étude des influences psychiques nous n'avons pas négligé la vérification d'expériences très intéressantes de Sommer. Celui-ci utilisait en psychologie expérimentale l'instrument décrit dans le chapitre de l'historique; il se faisait fort de deviner la pensée par les mouvements inconscients. Il présentait au sujet une série de 4 chiffres, lui commandait d'en choisir un et de ne pas le faire connaître. Ensuite l'individu plaçait la main sur l'appareil et on lui montrait successivement les différents chiffres. Au moment où l'on mettait devant ses yeux le chiffre pensé, le tracé rectiligne auparavant présentait un saut brusque. Nous avons répété sur cinq hommes différents les expériences de Sommer et nous avons eu la confirmation de ces résultats. Sur notre graphique, la vue du nombre choisi par le sujet détermine la production d'une oscillation très ample (*fig.* 19).

Le tremblement subit donc, dans certaines circonstances, l'action des phénomènes psychiques. On pouvait d'ailleurs s'attendre à constater une pareille influence ; elle n'est qu'une application particulière d'une loi très banale : le retentissement des états de conscience sur les faits physiologiques.

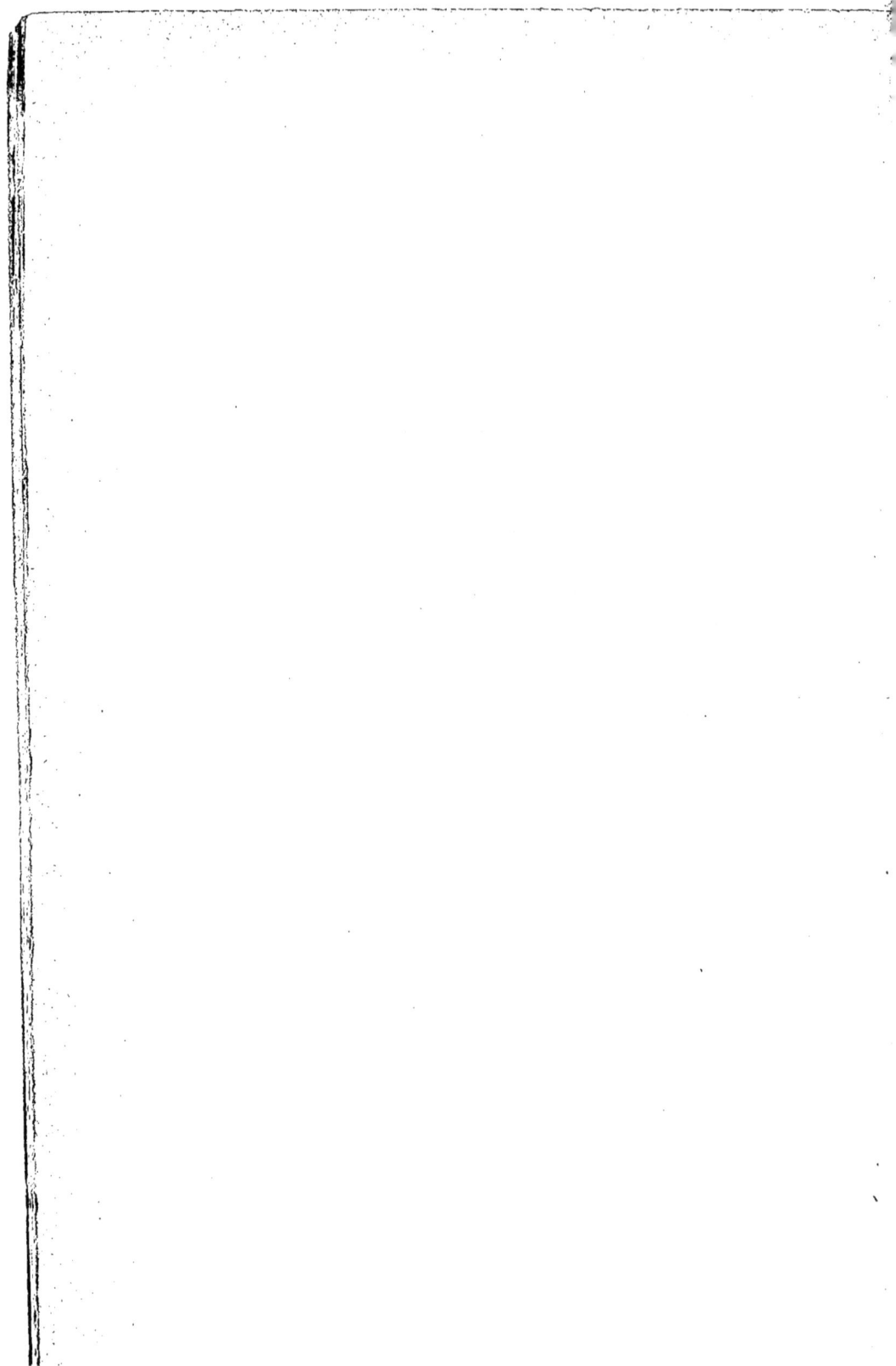

CONSIDÉRATIONS SUR L'ORIGINE DES TREMBLEMENTS EN GÉNÉRAL ET DU TREMBLEMENT PHYSIOLOGIQUE EN PARTICULIER

La genèse du tremblement soit normal soit pathologique a été l'objet de multiples controverses et nous n'avons pas, relativement à cette question, d'opinion personnelle àprésenter. Cependant quelques expériences nous ont permis de rejeter certaines théories et de nous rallier à l'une d'entre elles légèrement modifiée. Nous allons exposer les raisons qui ont motivé notre choix.

Pour expliquer le tremblement en général, il existe deux sortes d'hypothèses: les unes sont appliquables seulement aux faits pathologiques; les autres peuvent à la fois rendre compte des phénomènes normaux et morbides.

Les théories invoquant l'existence d'une lésion musculaire ou nerveuse quelconque, celles de Spring, de Blasius et les autres, doivent être complètement rejetées pour expliquer un phénomène physiologique et constant. Il ne reste donc que deux hypothèses en présence : celle de Marey et celle de Boudet de Paris.

Ce dernier prétend que le tremblement serait la conséquence d'une propriété musculaire, la réflectivité. Tout muscle soumis à une élongation brusque est pris d'une contraction reflexe qui amène l'élongation du muscle antagoniste. Celui-ci, à son tour, entre en activité et détermine une nouvelle contraction reflexe dans le premier muscle. De là une série d'oscillations qui ne cessent que par le repos et dont l'ensemble constitue un tremblement physiologique. Cette théorie repose sur un principe exact : la contraction reflexe de tout un muscle soumis à l'élongation. Elle semble de plus trouver une vérification dans le tremblement de la sclérose en plaques et de la paralysie générale progressive, où l'exagération des réflexes est accompagnée d'oscillations intenses. Malheureusement, beaucoup d'autres faits viennent la démentir. Nous avons eu l'occasion de prendre le tracé d'un malade atteint de sclérose combinée à type spasmodique, diagnostiquée par M. Gilbert Ballet. Malgré l'énorme exagération des réflexes tendineux, il présentait un tremblement très peu marqué : la théorie de Boudet de Paris nous mettait en droit d'attendre un résultat contraire.

D'autre part, si la réflectivité était la cause du phénomène, celui-ci devrait disparaître avec celle-là. Or, il nous a été donné d'inscrire le graphique de 10 tabétiques : chez quatre d'entre eux, le tracé était normal ; chez les six autres on constatait plutôt une augmentation légère de l'amplitude. De plus, un malade atteint de polynévrite alcoolique diagnostiquée par le professeur Brissaud et présentant une abolition totale de réflexes m'a fourni un graphique normal.

Nous pouvons citer encore une autre expérience, comme preuve plus convaincante de l'indépendance du tremblement vis-à-vis de la réflectivité.

Nous avons choisi un muscle dépourvu d'antagoniste, le crémaster, une tige de baleine munie d'un style à son extrémité a été adaptée grâce à un morceau de diachylon à la peau des bourses de deux sujets différents. Ceux-ci se mettaient à une distance telle du cylindre enregistreur que la pointe du style effleurait le papier. Le crémaster étant relâché, la tige inscrivait une ligne droite. Nous avons alors recommandé au sujet de faire fonctionner son muscle afin d'obtenir le graphique des contractions crémastériennes ; les lignes d'ascension et de descente étaient ondulées. Puis nous avons fait mettre le muscle à l'état de contraction permanente. Le graphique obtenu dans ces conditions était une ligne sinueuse [*fig.* 20]. Que conclure en présence de ces faits sinon à l'indépendance du tremblement et de la réflectivité puisqu'il persiste ou s'exagère quand elle disparaît, qu'il diminue quand elle augmente et qu'il se manifeste encore en dehors de tout antagonisme possible.

La théorie soutenue par Marey et reprise par Fernet en 1872 nous semble donc être seule capable d'expliquer le phénomène. D'après ce physiologiste, la contraction musculaire normale se compose d'une série de secousses dont la succession très rapide amène le fusionnement et lui donne l'apparence d'un phénomène continu. Le tremblement serait

le résultat d'une contraction décomposée en ses secousses constituantes par suite de la faiblesse de l'agent sti-
mulant.

Cette théorie avait été conçue pour expliquer les phénomènes pathologiques ; mais on peut lui faire dépasser la portée
que voulait lui donner Marey et l'appliquer au tremblement
physiologique. D'après cet auteur, la décomposition des
secousses serait produite par la faiblesse du stimulus ; sans
préciser comme lui la cause du manque de fusion, on peut
admettre son existence à un degré très faible chez l'individu
normal et des oscillations très légères en seraient la conséquence. Pour des raisons impénétrables, la fusion serait à
peu près complète pendant le mouvement ; la décomposition
se montrerait dans la recherche d'une position d'équilibre,
pendant les contractions brusques et violentes et s'accentue-
rait davantage par le froid, la fatigue et l'effort. Enfin, elle
trouverait dans quelques maladies du système nerveux son
maximum d'intensité. Mais une objection se dresse contre
cette théorie : comment chez les Parkinsoniens le tremblement se montre-t-il au repos, par conséquent en l'absence
de toute contraction musculaire et de toute décomposition
possible des secousses. En réalité, le repos complet d'un
muscle n'existe pas. Tant que durent ses relations avec l'axe
cérébro-spinal, il demeure en état de tonus et celui-ci n'est
qu'une contraction atténuée; les secousses qui l'entretiennent
peuvent, à un moment donné, ne plus se fusionner parfaitement et engendrer des oscillations.

La théorie de Marey légèrement modifiée nous permet donc
d'envisager tous les tremblements comme se rapportant à
une cause unique : la décomposition des secousses muscu-

laires. Celle-ci existe déjà chez l'homme sain et s'accentue sous des influences morbides. Le tremblement pathologique nous paraît donc être l'amplification d'un phénomène physiologique, comme les palpitations sont l'exagération des battements cardiaques normaux, comme le spasme est l'exagération du péristaltisme. Ainsi se trouve réalisée, une fois de plus, cette loi générale de la pathologie, d'après laquelle l'acte morbide ne serait qu'un fait physiologique accru, atténué ou perverti. Tremblement dans la recherche d'une position d'équilibre, tremblement du froid, de la fatigue, de l'émotion et de l'effort, tremblements de névroses, des encéphalopathies, des myélites et des intoxications ne sont que la manifestation, plus ou moins discrète, d'un même phénomène : la décomposition des contractions en leurs secousses constituantes.

CONCLUSIONS.

—

Les faits que nous avons essayé d'établir dans ce travail peuvent se grouper en deux catégories : certains sont la confirmation d'expériences déjà publiées, les autres ne se trouvent pas relatés dans les travaux antérieurs.

Parmi les premiers, nous rangerons les conditions d'apparition du tremblement physiologique assez bien énoncées par Fernet et sa vitesse de 7 oscillations par seconde mise en lumière par Pitres.

Les faits nouveaux que nous croyons apporter dans cette question peuvent se résumer dans les quelques propositions suivantes :

1º Le tremblement physiologique est un phénomène constant : on peut le déceler chez tous les individus à condition d'utiliser un appareil convenable.

2° L'uniformité de la vitesse contraste singulièrement avec l'irrégularité de son amplitude.

3° Il existe pour les divers segments de notre corps des tremblements de vitesse et d'amplitude différentes.

4° La réfrigération partielle et limitée ne modifie pas le phénomène. Le refroidissement étendu et total fait au contraire apparaître des oscillations à grande amplitude.

5° Les substances chimiques prises à des doses thérapeutiques n'ont sur le tremblement qu'une influence très atténuée.

6° La taille, l'âge, le sexe, une gêne passagère de la circulation ne produisent pas des modifications notables.

7° Sous l'influence des poids ajoutés à la région en expérience, de la fatigue, de l'effort violent, de l'affaiblissement musculaire, la vitesse reste à peu près invariable au milieu d'une augmentation considérable de l'amplitude.

BIBLIOGRAPHIE

ACHARD. — *Manuel de diagnostic médical de Debove et Achard.*

BREILLOT. — Les tremblements. *Thèse de Paris,* 1884.

BROUARDEL et GILBERT. — *Traité de médecine.*

DEBOVE et BOUDET de Paris. — *Archives de Neurologie,* t. I, 1880-1881, p. 191.

DECHAMBRE. — *Dictionnaire. Article tremblement.*

FERNET. — *Thèse d'agrégation,* 1872.

FUBINI. — Nuovo metodo per scrivere   tremore. Ann. univ. de med. et chir. Milano, 1886, CCLXXVII, 391-399.

GOUGELET. — Du tremblement. *Thèse de Paris,* 1883.

GRAY. — Functional tremors. Text. book nerv. dis. am. authors (Dercum). Phila. 1895, 280-285.

HOETINK. — Ueber einen Krankheitsfall mit einer eigenthümlichen Tremorform (Heidelberg) Lieden 1888 A. H. Adriani 32 p. 8°.

JACCOUD. — *Dictionnaire des Sciences médicales, article de Picot.*

JOUBERT. — Essai sur le tremblement. *Thèse de Paris,* 1880, n° 51.

LANDOUZY. — *Thèse d'agrégation,* 1880.

MARIE-PIERRE. — *Thèse d'agrégation*, 1883.

MŒBIUS. — Allgemeine Diagnostik der Nervenkrankheiten. 1886, p. 98.

MAREY. — Du mouvement dans les fonctions de la vie.

MARIGLIANO. — Tremor essenziale congenito, Salute (suppl.) Genova, 1879 v, 65-70.

PRUS. — O przyodzie drzenia i odruchow sciegnistych.

DE ROSSI. — Sul tremore dei vecchi et sulla genese del tremore. *Rev. clin. e thera.* Napoli, 1896, XVI, 619-623.

SOMMER. — *Revue polytechnique médicale janvier 1899*.

TALMA. — Beitrag zur Kenntniss des Zitterns. Deutsches Arch. f. klin. Med. Leipz. 1885-6. XXXVIII, 1-27.

UPSON. — On certain forms of tremor. *Med. news*, Phila. 1891,VIII, 435-439.

VALENZUELA. — Notes sur le tremblement. *Thèse de Paris*.

TABLES DES MATIÈRES

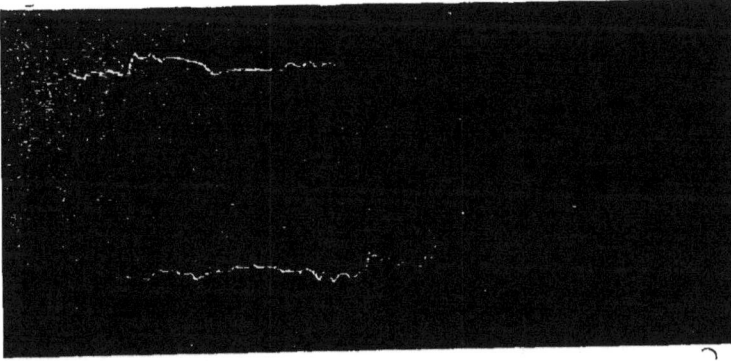

Fig. 1. — Tremblement du membre supérieur dans l'attitude du serment obtenu avec les tambours de Marey

Fig. 2. — Tremblement du membre supérieur dans la position du serment, l'extrémité des doigts étant fixée à la tige.

Fig. 3. — Tremblement de la cuisse fléchie à angle droit sur le tronc et placée en position horizontale.

PLANCHE II.

Fig. 4. — Tremblement du membre inférieur tout entier fléchi à angle droit
[sur le tronc et placé horizontalement.

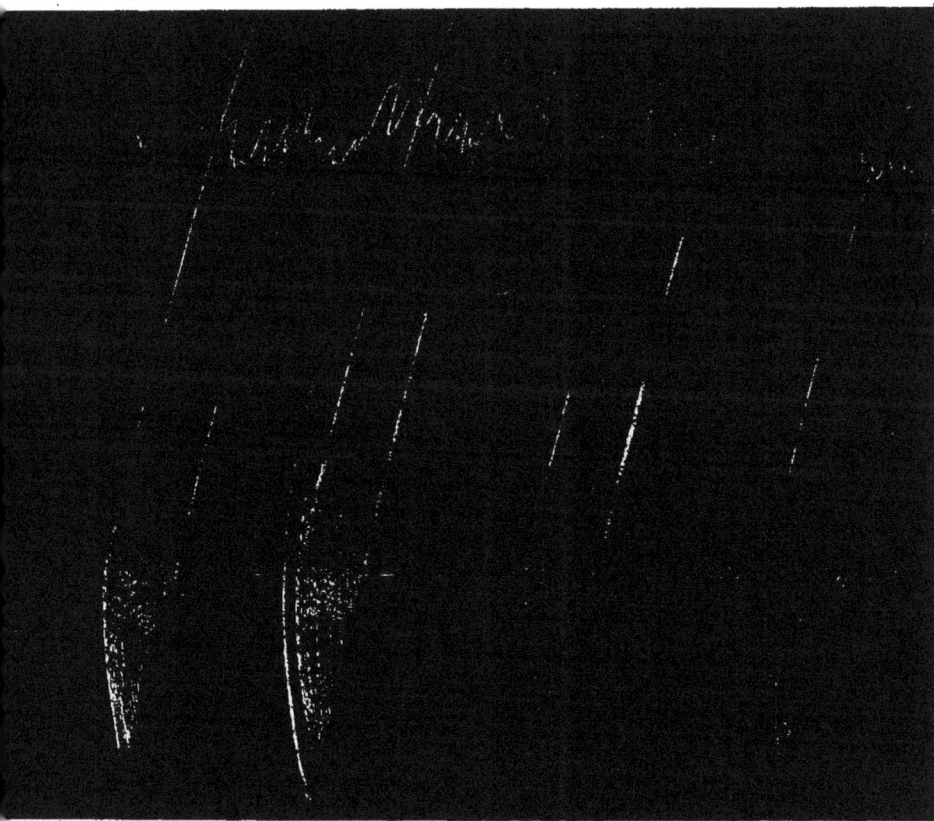

Fig. 5. — Tremblement du tronc incurvé latéralement.

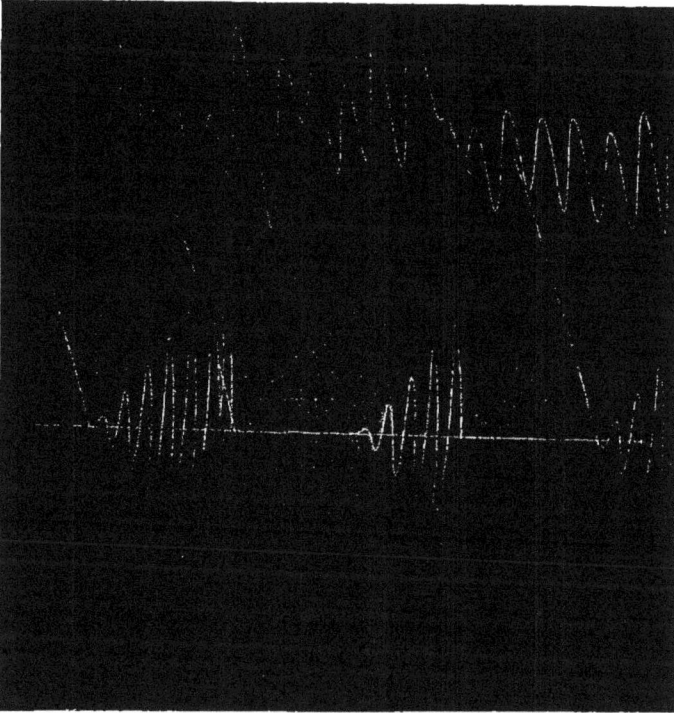

Fig. 6. — Tremblement des mâchoires. — Le tracé inférieur représente
les oscillations du diapason.

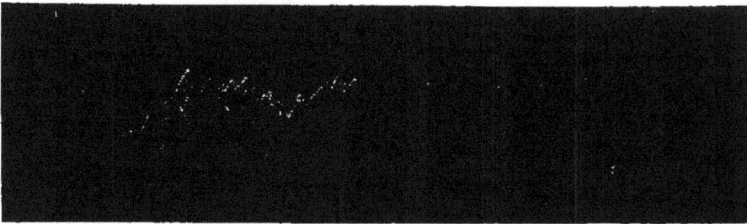

Fig. 7. — Tremblement du membre supérieur dans l'attitude du serment avant la fixation
de poids au poignet chez le sujet qui a fourni les tracés des figures 8 et 9.

PLANCHE IV.

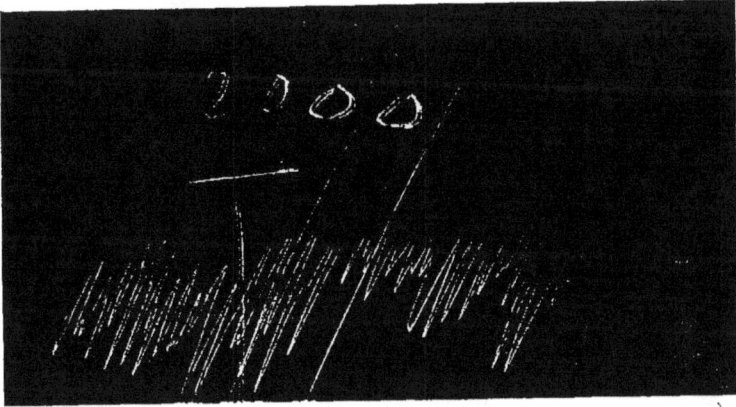

Fig. 8. — Tremblement obtenu avec un poids de 2000 grammes fixé au poignet.

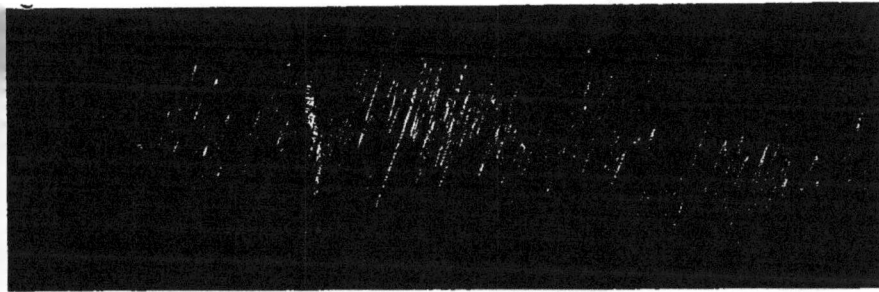

Fig. 9. — Tremblement obtenu avec un poids de 5000 grammes fixé au poignet

10. — Tremblement de la cuisse non fracturée
ez le sujet qui a fourni le tracé de la figure 11.

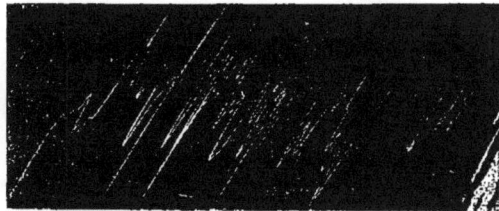

Fig. 11. — Tremblement de la cuisse fracturée.

PLANCHE V.

Fig. 12. — Tracé du tremblement de la jambe non fracturée chez le sujet qui a fourni la figure 13.

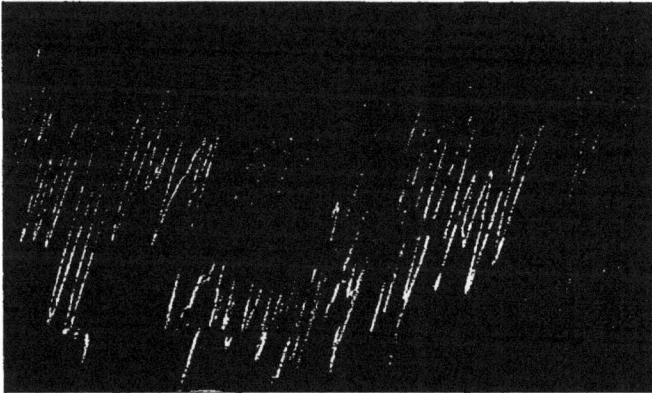

[*Fig.* 13. — Tremblement de la jambe fracturée.]

Fig. 14. — Tremblement avant la manœuvre de Jendrassik.

Fig. 15. — Tremblement pendant la manœuvre de Jendrassik.

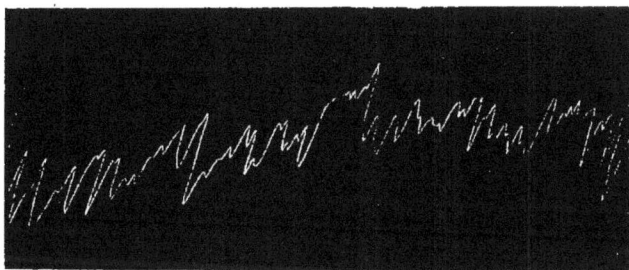

Fig. 16. — Tremblement du membre supérieur dans la position du serment chez le sujet qui, après réfrigération, a fourni le tracé de la fig. 17.

[Fig. 17. — Tremblement après la réfrigération.

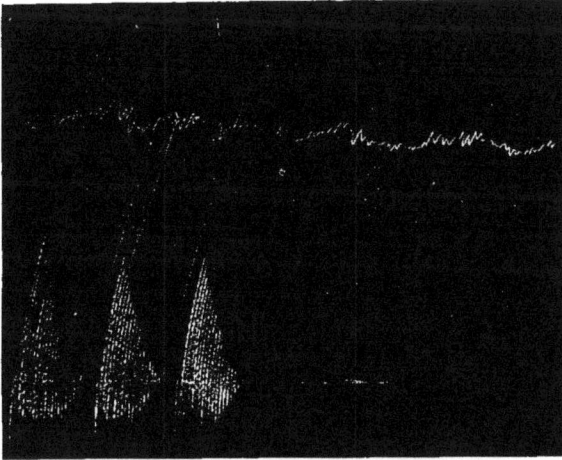

Fig. 18. — Tremblement du membre supérieur dans la position du serment
chez une femme.
Le tracé inférieur représente les vibrations du diapason.

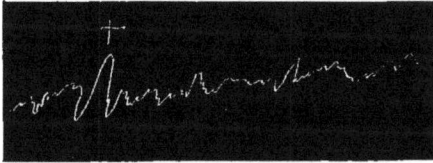

Fig. 19. — Vérification des expériences de Sommer. — La croix indique le
moment où le chiffre pensé, passait devant les yeux du sujet.

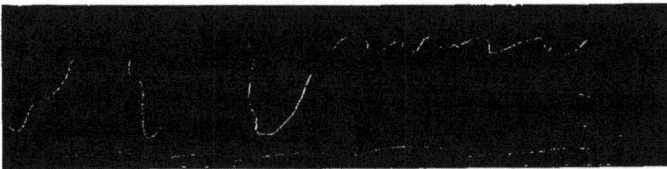

Fig. 20. — Ce trait représente deux contractions du crémaster et une ligne
sinueuse correspondant au tremblement qui se produit dans ce muscle
contracté.

Paris. — Imprimerie de l'Institut de Bibliographie. —ɪ -1904. — N⁰ 1402.

www.ingramcontent.com/pod-product-compliance
Lightning Source LLC
Chambersburg PA
CBHW071253200326
41521CB00009B/1741